TRAITEMENT

DU

CANCER DE L'APPAREIL URINAIRE

ET DES

ORGANES GÉNITAUX DE L'HOMME

RÉSULTATS ÉLOIGNÉS

PAR

le Dr F. LEGUEU

CHIRURGIEN DE L'HÔPITAL TENON,
PROFESSEUR AGRÉGÉ A LA FACULTÉ DE MÉDECINE DE PARIS

*Rapport présenté au IIe Congrès de la Société internationale
de chirurgie, septembre 1908.*

BRUXELLES

HAYEZ, IMPRIMEUR DES ACADÉMIES ROYALES DE BELGIQUE
Rue de Louvain, 112

1908

TRAITEMENT

DU

CANCER DE L'APPAREIL URINAIRE

ET DES ORGANES GÉNITAUX DE L'HOMME

—

RÉSULTATS ÉLOIGNÉS

PAR

le Dr Félix LEGUEU (Paris),

Chirurgien de l'Hôpital Tenon,
Professeur agrégé à la Faculté de médecine.

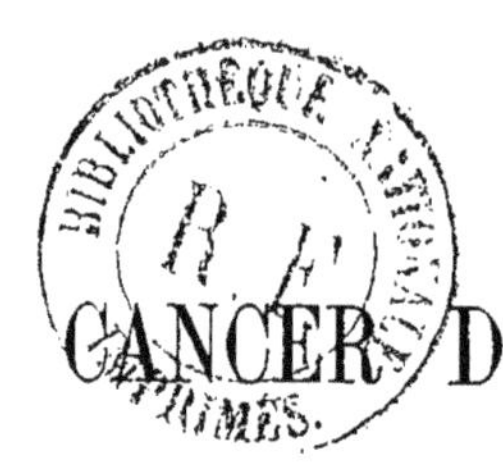

Dans l'appareil urinaire ou génital, le cancer ne frappe pas tous les organes avec la même malignité ni avec la même fréquence. Sur chaque territoire, la maladie rencontre dans son envahissement des barrières différentes, dont la résistance variable impose à la marche de la tumeur une allure particulière. Il est donc nécessaire d'étudier la gravité du cancer sur chaque organe séparément.

Mais sur quelques-uns le cancer est si rare qu'il me sera impossible de me conformer toujours au programme qui nous est tracé, à savoir de ne baser nos statistiques que sur nos documents personnels. Pour quelques-uns de ces cancers, le nombre des opérations est si limité que, même en faisant appel à tous ces cas publiés dans la littérature, on n'arrive pas à un nombre suffisant ni à une notion précise.

Ces cancers, si rares, ont d'ailleurs, et pour cette raison, beaucoup moins d'intérêt et nous retiendront moins longtemps que les autres.

Cancer du rein.

Laissant de côté les malades morts de l'opération (2 cas) et les malades perdus de vue, je dispose de 15 observations, qui me permettent de juger les résultats éloignés de l'opération dans le cancer du rein. Ces résultats doivent être envisagés à part pour les néphrectomies lombaires et pour les néphrectomies transpéritonéales.

Sept néphrectomies lombaires complètes ou paraissant telles ont donné :

> 6 *récidives* :
>> 1 épithéliome . . . . à 4 mois.
>> 1 épithéliome. . . . . à 11 mois.
>> 2 carcinomes . . . . à 18 mois.
>> 1 carcinome . . . . à 24 mois.
>> 1 hypernéphrome . . . . à 25 mois.
>
> 1 *survie sans récidive,* constatée après. . .   24 mois.

Deux néphrectomies lombaires incomplètes, au cours desquelles on a constaté ou laissé d'importantes masses ganglionnaires, ont donné une survie de 18 mois dans un cas, de 3 ans et 1 mois dans l'autre.

Dans ce dernier cas, il s'agissait d'une volumineuse tumeur du rein que j'opérai en 1904 : au cours de l'opération, je m'aperçus que la tumeur par moi constatée était une masse glanglionnaire inextirpable. J'enlevai le rein seul, qui contenait un noyau cancéreux.

Or, chez cette malade, l'état général est resté excellent pendant 30 mois ; ce n'est qu'au delà de ce terme que la santé commença à péricliter et que les forces déclinèrent jusqu'à la mort.

Des faits de ce genre et aussi déconcertants s'observent de temps en temps et viennent dérouter toutes nos prévisions.

Quant aux autres malades, qui tous, sauf un, ont récidivé, c'est en général localement qu'ils ont présenté les accidents de cette récidive. L'un a présenté dans la peau des noyaux volumineux ; chez l'autre, on a constaté dans la capsule, 2 ans après l'opération, des productions kystiques néoplasiques, que j'ai dû ponctionner à plusieurs reprises.

Chez quelques-uns de ces malades, en effet, la capsule graisseuse n'avait pas été complètement enlevée, et c'est dans ses débris que se développèrent les noyaux de la récidive.

Chez un de mes malades cependant, la capsule graisseuse fut enlevée largement; je trouvai également, adhérents au hile, deux ganglions assez volumineux, que j'enlevai. Malgré cela, la récidive se produisit, au bout de 2 ans, localement.

Chez un autre, malgré que la capsule graisseuse eût été soigneusement enlevée, la récidive survint, au bout de 4 mois, dans la colonne vertébrale.

Six néphrectomies transpéritonéales ont .donné les résultats que voici :

4 récidives, dont :

 1 épithéliome . . . . à 8 mois.
 1 carcinome . . . . à 9 mois.
 1 adéno-épithéliome suivi de mort . . . . à 11 mois.
 1 hypernéphrome suivi de mort. . . . . à 24 mois.

2 survies sans récidive :

 1 hypernéphrome suivi seulement pendant . 11 mois.
 1 épithéliome suivi pendant . . . . 15 mois.

Sur ce dernier malade, qui est encore en bon état, je dois dire cependant que des douleurs vagues dans la région lombaire me paraissent assez inquiétantes au sujet d'une récidive probable : l'opération fut facile, il n'y avait pas de ganglions visibles, mais la tumeur était peu mobile. •

Quant à l'autre malade, chez lequel la récidive n'a pas été constatée, l'opération avait été assez difficile : bien qu'on n'eût pas perçu de glanglions, la tumeur était peu mobile et un peu adhérente. La période pendant laquelle ce malade a été suivi n'est pas suffisante pour considérer ce cas comme une guérison.

Quant aux récidives, elles se sont produites deux fois à distance; dans un cas d'hypernéphrome avec tumeur mobile et sans ganglions appréciables, la mort survint 2 ans après, avec une métastase pulmonaire. Pour un autre malade atteint d'un volumineux épithéliome kystique, bien que la tumeur fût très mobile, que l'extirpation eût été très facile et n'eût laissé aucun ganglion visible, la mort survint au bout de 8 mois avec des phénomènes de cachexie, sans qu'il fût possible de définir le point de la récidive.

Deux autres fois, la récidive a été locale, soit dans les ganglions, soit dans la capsule, soit dans les deux à la fois.

Dans l'ensemble, ces résultats sont peu encourageants et par ailleurs quelque peu paradoxaux : les opérations incomplètes donnant des survies prolongées, et les opérations complètes ou supposées telles donnant des récidives hâtives ou rapides.

Il est des chirurgiens plus heureux, qui ont eu de plus longues survies à la suite de l'opération. Mais l'ensemble des faits permet d'établir que la récidive est cependant très fréquente à la suite de la néphrectomie pour cancer, et que les survies longues, les guérisons, sont l'exception.

Voici, par exemple, la statistique personnelle que donnait le Prof. von Eiselsberg au congrès de Vienne (1907) (1) : sur 13 malades qui ont survécu à la néphrectomie, 8 malades meurent de 2 à 34 mois après l'opération ; 5 malades sont encore en vie 5 ans, 3 ans, 2 ans, 6 mois et 4 mois après l'intervention.

Or, parmi ceux-ci, il est vraisemblable que quelques-uns ont été observés pendant un temps trop court et récidiveront plus tard.

Les statistiques antérieures et globales ne sont guère plus favorables : sur 184 malades appartenant à tous les chirurgiens, dont l'opération est consignée dans l'important ouvrage d'Albarran et Imbert (2), 85 ont récidivé à la suite de l'opération : 42 fois la récidive s'est produite dans les premiers six mois ; 43 malades récidivèrent dans un espace de temps qui varie de 6 mois à 6 ans.

La nature de la tumeur influe beaucoup sur la récidive : avec l'épithéliome et le sarcome, elle est observée dans 50 % des cas ; avec l'hypernéphrome, elle s'abaisse à 45 %.

Et en somme, sur plus de 400 observations de cancers du rein opérés, Forgue (3), en 1902, ne comptait que 29 malades, suivis plus de 4 ans et restés guéris, dont 4 chez l'enfant et 25 chez l'adulte. Si l'on élève à 5 ans la période d'observation, le nombre des malades guéris s'abaisse à 18.

C'est peu, mais ce sont là des guérisons incontestables, définitives, et tous nos efforts doivent tendre à rechercher et à réaliser les conditions qui permettent de les obtenir.

Établissons donc le bilan de nos efforts actuels et voyons sur quels points peuvent, à l'avenir, porter les perfectionnements de la technique.

Depuis longtemps les chirurgiens ont recherché et exigé des opérations

---

(1) VON EISELSBERG, Diagnose und Therapie der Nierentumoren. (*Zeitschr. f. Urol.*, 1908, t. II, fasc. 1, p. 14.)

(2) ALBARRAN et IMBERT, Les tumeurs des reins. Paris, Masson, 1902.

(3) FORGUE, La néphrectomie dans les tumeurs du rein. (*VIe session de l'Association française d'Urologie.* Paris, 1902, p. 59.)

précoces, et tous les efforts de ces 15 dernières années ont eu pour but et pour effet de rejeter comme inopérables tous les cancers étendus, propagés, accompagnés de masses ganglionnaires reconnaissables et volumineuses. Dans ces cas, le moindre défaut de l'opération est d'être meurtrière, alors que le malade livré à lui-même conserve une survie prolongée et parfois déconcertante. De plus en plus, il faut réserver l'opération pour les cancers jeunes, limités ou paraissant tels, et dont le diagnostic même paraît incertain.

La chirurgie a ensuite inauguré des *opérations larges,* et cette deuxième phase est celle d'hier : ce fut un grand progrès. C'est à cette période que correspond l'ablation systématique de la capsule (Israël, Albarran), la recherche de l'ablation des ganglions (Israël, Legueu), l'extirpation de la capsule surrénale. En supprimant ces organes, alors qu'ils paraissent sains, on dépasse largement les limites du mal et l'on enlève souvent des germes histologiques qui sont disséminés au hasard d'une capsule en apparence intacte.

Malgré ces larges opérations, le résultat n'est pas toujours aussi favorable qu'on pouvait l'espérer, et la chirurgie conduit parfois à une déception.

Ne peut-on faire mieux encore? *Précoce* et *large,* l'intervention chirurgicale n'a pas encore rempli les conditions exigées pour toute opération qui s'adresse à un cancer. Il faut, en outre, qu'elle soit *globale,* massive, en bloc; il faut que le cancer et ses propagations, même supposées, soient enlevés sans morcellement, sans que des greffes, provenant des cellules détachées, soient possibles. Lorsque la chirurgie du cancer du rein aura atteint ce desideratum, elle se sera élevée au rang des meilleures interventions à adresser au cancer.

Du principe à l'application, il est, sans doute, ici beaucoup de distance; et quand on veut appliquer au cancer du rein une opération précoce, large et globale, on se heurte à bien des difficultés : incertitude du diagnostic précoce; hésitation légitime avant l'intervention ; étendue d'une exérèse qui doit comprendre le rein, la capsule graisseuse, les ganglions, la surrénale; difficulté de réaliser par une bonne technique l'ablation en masse de toutes ces parties.

Il est cependant un procédé de néphrectomie transpéritonéale qui a été proposé par Grégoire [1] et qui, sur ce dernier point au moins, résume tous les desiderata formulés.

---

[1] GRÉGOIRE, Contribution au traitement du cancer du rein chez l'adulte. (Thèse de Paris, 1905.)

Le sujet est placé dans la position dorso-latérale cambrée. Une longue incision partant du milieu de l'arcade crurale remonte vers l'épine iliaque antérieure et supérieure, puis verticalement vers le rebord costal, qu'elle suit en dedans sur une étendue de 5 à 6 centimètres.

La paroi musculaire est incisée jusqu'au péritoine.

Alors le péritoine est décollé de la paroi postérieure de l'abdomen : ce décollement est effectué dans toute la longueur de la plaie ; de la fosse iliaque à la fosse lombaire, il s'effectue très facilement en un seul coup.

Puis sur ce bord externe du rein, on pratique une incision intéressant seulement la loge fibreuse périnéale, c'est-à-dire le fascia de Zuckerkandl. On peut alors continuer le décollement à la main, mais il faut raser la face profonde du péritoine pour avoir toute la capsule adipeuse en même temps que le rein.

Ainsi le rein est isolé, entouré de sa capsule adipeuse *intacte* ; il ne tient plus à la colonne que par son méso, dans lequel se trouve le pédicule vasculaire.

Si le néoplasme est volumineux, on lie alors le pédicule lombaire et l'on procède ensuite à l'ablation des ganglions.

Si le rein n'est pas trop développé, on enlève, comme dans le néoplasme du sein, le cancer, les voies lymphatiques et les ganglions du même coup. La capsule surrénale vient en même temps.

Si la recherche des ganglions doit être faite dans un deuxième temps, elle sera particulièrement méthodique ; on les cherchera à droite, autour ou en arrière de la veine cave, et à gauche au contact de l'aorte, entre le tronc cœliaque et la mésentérique inférieure.

Aucun procédé ne donne pour ces ablations massives un jour plus favorable que cette incision de Grégoire. J'y ai eu recours et ai pu ainsi enlever des ganglions qui m'auraient sans cela échappé.

Ici à Paris, quelques opérations seulement ont été faites par ce procédé : l'une, de Grégoire, a trait à un hypernéphrome sans ganglions chez un malade qui, 13 mois après l'opération, est encore bien portant. L'autre est de Michon et a trait à un cancer : l'opération supprima deux gros ganglions. Après 9 mois, le malade est encore en très bon état.

Ces résultats sont encore trop peu anciens et trop peu nombreux pour permettre de juger cette technique. Je pense néanmoins qu'elle constitue un réel progrès sur les autres méthodes : elle règle l'action chirurgicale de telle sorte que rien n'est laissé au hasard ; elle permettra de dépasser toujours, pour les cas opérables, les limites du mal ; elle donne une ablation à la fois large et globale et elle contribuera, je l'espère, à améliorer à l'avenir la thérapeutique du cancer du rein.

Cancer de la vessie.

Ici, il est nécessaire d'envisager séparément le sarcome et l'épithé-liome de la vessie.

a) SARCOME. — Cette tumeur, rare d'ailleurs, donne habituellement une récidive rapide. Un de mes malades a récidivé au bout de 8 mois et est mort 1 an après l'opération.

En ajoutant les observations récentes à celles mentionnées dans le rapport très documenté de Rafin (1), je trouve 22 cas suivis :

15 morts par récidive, dont :

Dans les 6 mois	11
Dans l'année	2
A date indéterminée	2

5 survies sans récidive, dont :

A 6 mois	1
A 9 mois	1 (Albarran).
A 11 mois	1
A 12 mois	1
A 2 ans	1 (Nicolich).

2 guérisons :

Après 7 ans	1 (Carlier).
Après 11 ans	1 (Czerny).

Malgré ces deux derniers faits, on peut considérer le sarcome comme une des tumeurs les plus malignes dont la vessie puisse être le siège.

b) CANCER ÉPITHÉLIAL. — Pour apprécier les résultats de l'opération dans le cancer épithélial de la vessie, il est nécessaire d'établir des groupements parmi les observations similaires. Il semble, au premier abord, que la classification la meilleure à ce point de vue serait celle qui aurait pour base l'histologie. Mais ici, la nature histologique de la

---

(1) RAFIN, Indications et résultats du traitement chirurgical des tumeurs de la vessie. (*IXe session de l'Association française d'Urologie.* Paris, 1906.)

tumeur a moins d'importance que son mode d'implantation sur la paroi, et d'après ce mode d'implantation, l'opération est plus ou moins étendue et susceptible, par conséquent, de donner des résultats variables avec la largeur de l'exérèse. Je classerai les résultats en trois catégories, suivant que l'opération supprime la tumeur et son point d'implantation, suivant qu'il s'agit d'une résection partielle ou d'une opération palliative.

1° *Ablation de la tumeur seule et de sa base d'implantation.* — J'ai pratiqué ainsi dix ablations de tumeurs vésicales de nature épithéliale : il s'agissait de tumeurs pédiculées mais à pédicule dur, ou sessiles.

Ces 10 observations ont donné 10 récidives, dont :

<pre>
A 6 mois. 2
A 7 mois. 1
A 8 mois. ﹒ 2
A 10 mois. 2
A 12 mois. 1
A 13 mois. 1
</pre>

Dans tous les cas, la récidive s'est faite sur place et a produit une tumeur de même nature que la première.

Un seul malade est encore en bon état après 2 1/2 ans : il s'agissait d'un cancer papillomateux, vérifié à l'examen histologique.

2° *Résections partielles.* — Deux opérations de résection partielle de la paroi vésicale m'ont donné des résultats bien meilleurs, bien que la récidive soit venue tout de même.

Un cancer alvéolaire de la vessie, opéré en 1894, n'a présenté sa récidive qu'en 1899, soit 5 ans après. C'était une tumeur développée au sommet de la vessie, largement implantée et faisant corps avec la paroi. Mais sa situation permettait de l'extraire complètement avec la collerette de tissu sain qui l'environnait : toute l'épaisseur de la paroi vésicale fut enlevée sur une étendue correspondant environ à une pièce de cinq francs. En 1899, la tumeur récidiva dans la paroi abdominale, s'étendit au péritoine et le malade mourut de péritonite cancéreuse.

Une autre tumeur observée chez une femme, un cancer alvéolaire implanté à droite sur la plus grande partie de la paroi latérale, fut opérée largement par la résection de toute la moitié correspondante de la vessie. Elle est restée 8 mois sans récidive. A ce moment, l'imperméabilité urétérale droite nous força à rouvrir la vessie, et nous rencontrâmes du côté droit, à la limite de la partie saine et de la cicatrice, un petit papillome du volume d'une noisette, qui fut enlevé. C'était, à l'examen histologique, une tumeur bénigne ; de ce côté, la malade n'a pas récidivé ; mais le cancer se reproduisait, au bout de six mois, du côté gauche, soit 14 mois après l'opération première ; à l'autopsie, pratiquée 2 ans après la première opération, j'ai trouvé la moitié droite de la vessie, la moitie préalablement opérée, absolument intacte. La récidive occupait toute la moitié gauche.

3° *Opérations palliatives.* — Onze opérations de ce genre (cautérisation, curettage) ne m'ont donné que de mauvais résultats éloignés. Les douleurs et les hémorragies ne furent arrêtées que pour un temps très court, quelques mois tout au plus, et tous ces malades ont vu se reproduire, au point d'implantation même de la tumeur, une récidive rapide, provoquant la même série de douleurs et de misères que l'opération avait eu pour but d'amoindrir ou de supprimer.

Si maintenant je compare mes résultats à ceux des autres chirurgiens, je vois qu'il n'est pas entre eux de différences très sensibles.

Sur 38 malades ayant subi l'*ablation seule de la tumeur* et dont les résultats sont consignés dans le travail de Rafin, *six* seulement étaient sans récidive : après 1 an (Pousson, Verhoogen) ; après 15 mois (Bazet) ; après 2 ans (Nicolich) ; après 4 ans (Routier) ; après 4 $^1/_2$ ans (Albarran).

Sur 52 malades opérés par la *résection partielle* et suivis assez longtemps pour que leur observation figure dans ces résultats éloignés, Rafin mentionne 28 récidives (dont 13 dans les 6 mois, 11 dans l'année et 5 autres la deuxième et la quatrième année).

Neuf malades seulement ont été suivis sans récidive : au delà de 2 ans, 4 malades ; de 3 ans, 1 ; de 3, 4, 5 et 6 ans, 4.

La possibilité des récidives tardives, au delà de la quatrième année, ainsi que je l'ai observé, m'empêche de considérer ces observations comme des succès définitifs ; et les cas avec une survie de 16, 15 et 8 ans et demi constatés par Kümmell [1] sont tout à fait exceptionnels.

Cette défectuosité relative de l'action chirurgicale contre le cancer de

---

[1] TREPHIN, Ueber die Resultate der chirurgischen Behandlung der Blasentumoren. (*Deutsch. med. Wochenschr.*, 1906, n° 19.)

la vessie s'explique par des raisons d'anatomie et d'histologie patholo-
gique.

Ce ne sont pas les *propagations à distance* de la lésion qui consti-
tuent ici l'obstacle principal au traitement chirurgical. Celles-ci, on les
trouve, il est vrai, dans la proportion de 85 % d'après Pasteau; mais il
ne semble pas que cette proportion, basée sur des faits d'autopsie, soit
applicable à la chirurgie, car les récidives ne sont jamais ganglionnaires.

Elles sont toujours *locales;* elles se font sur place et témoignent ainsi
que l'opération première a toujours été insuffisante.

Insuffisante, parce que trop tardive. Insuffisante surtout, parce qu'elle
ne peut plus dépasser assez les limites du mal et qu'elle laisse dans la
paroi même ces *propagations larvées,* qui sont des germes tout préparés
pour la récidive.

Serait-il donc nécessaire d'ériger en principe la *cystectomie* totale? Je
ne le crois pas : actuellement encore, c'est une·opération de haute gravité, qui donne, d'après les 31 dernières observations, 55 % de mortalité
immédiate et qui reste, même après guérison, pourvue d'une certaine
gravité ultérieure, à échéance assez prochaine, du fait de l'implantation
des uretères. Et l'on ne compte que deux survivants à la fin de la première année (Wassilieff et Bergenhem); le malade de Pawlick reste en
dehors, puisqu'il s'agissait de papillomes.

Mais si la cystectomie totale reste une opération d'exception, tous les
faits s'accordent pour établir la supériorité de la *cystectomie partielle*
sur tous les autres modes d'exérèse. C'est en enlevant toute l'étendue de
la paroi vésicale que l'on a eu jusqu'ici et que l'on aura à l'avenir les
meilleurs résultats.

Cette opération, beaucoup plus simple que la cystectomie totale, est à
peu près possible pour toutes les tumeurs qui ne siègent pas au niveau
du bas-fond. Elle est possible sans trop de risques, non seulement pour
les tumeurs du sommet et des faces de la vessie, mais aussi pour toutes
celles qui siègent aux confins du bas-fond. Et si l'on s'efforçait de la
pratiquer de bonne heure, sitôt la tumeur diagnostiquée au cystoscope,
je pense que l'on verrait les statistiques un peu moins dépourvues de
ces faits heureux, comparables à des guérisons, et qui sont ici plus rares
que pour tout autre organe.

C'est à ces limites, c'est à une opération précoce et large qu'il con-
vient de restreindre l'opération pour le cancer de la vessie.

Au terme opposé de ces tumeurs, alors que le néoplasme est étendu
à des régions qui ne sont plus abordables sans des sacrifices excessifs,

il y a lieu, je pense, de renoncer le plus possible à l'intervention. Palliative, l'opération donne une survie qui n'est pas sensiblement supérieure à celle qu'obtient le malade abandonné à lui-même ; à cette période, les risques opératoires sont souvent considérables et le bénéfice à obtenir ne mérite plus qu'on s'y expose.

Cancer de la prostate.

Bien que la chirurgie prostatique soit depuis longtemps déjà à l'ordre du jour, il n'est pas facile, à l'heure actuelle, d'être fixé sur la valeur de l'intervention curative dans le traitement du cancer de la prostate.

D'abord, les opérations sont peu nombreuses ; en outre, les premières interventions ont été si meurtrières ou si incomplètes qu'elles laissent peu de prise à l'étude des résultats éloignés.

Ainsi Hallopeau, en 1906, dans un travail consciencieux [1] ne trouve. que quarante-six cas d'intervention pour cancer de la prostate, avec vingt morts. Parmi celles-ci, les premières tentatives, comme celles de Billroth, Leisrinck, Harrisson, Stein, sont des opérations incomplètes dont on ne peut tenir compte. D'autres, comme celles de Gayet, de Greene, de Freyer, de Tuffier, sont dépourvues de résultats éloignés. Le nombre de celles dont je puis disposer est aussi très minime.

Les deux voies qui servent à la prostatectomie pour hypertrophie ont été utilisées pour l'ablation du cancer de la prostate : la voie périnéale et la voie hypogastrique. .

La *voie hypogastrique* est habituellement suivie d'une récidive rapide dans les quelques mois qui suivent l'opération. Les résultats les plus favorables ont été obtenus par Harrisson, qui compte deux récidives à 4 mois ; par Brongersma (Amsterdam), qui compte une survie de 9 mois et une autre de 1 an et demi sans récidive ; par Loumeau, qui a une survie de 10 mois.

Il est à remarquer que, dans ce dernier cas, il s'agissait d'un cancer de la variété carcinoïde, épithéliome limité, dû à la transformation de l'hypertrophie prostatique et dont la malignité est beaucoup moins grande que celle de la carcinose prostatique.

---

[1] HALLOPEAU, Des tumeurs malignes de la prostate. (Thèse de Paris, 1906, n° 167.)

La *voie périnéale* a donné des résultats qui ne sont ni meilleurs ni plus mauvais.

Adenot a une survie de 4 mois, Pousson une de 8 mois, Loumeau une de 15 mois, Carlier une de 22 mois : Legueu a vu des malades récidiver à 4, 6 et 8 mois.

Les opérations dont il est question ici ont été faites comme dans la prostatectomie pour hypertrophie; qu'elles soient hautes ou basses, ces interventions sont très défectueuses quand elles s'adressent au cancer. Par la voie hypogastrique, l'opération laisse toujours adhérente à la capsule une partie, la partie non énucléable de la prostate, refoulée et aplatie. S'il s'agit d'un cancer, la glande peut garder quelques infiltrations discrètes; dans ce cas, l'opération ne peut être considérée comme complète.

Par la voie périnéale, il en va de même ; la conservation de l'urètre et du col vésical enlève à cette opération une partie de ses garanties, et la récidive reste fatale.

Récemment, Young (1) a perfectionné cette technique : il a proposé et pratiqué un autre mode d'opération, dont autrefois déjà Proust avait entrevu les avantages pour l'opération du cancer, qui permet de reculer un peu plus loin les limites de l'intervention radicale, et surtout d'obtenir pour les mêmes cas des résultats infiniment meilleurs.

Cette technique consiste à enlever la prostate par la voie périnéale, mais en supprimant la glande tout entière avec sa capsule, tout l'urètre, tout le col et une partie du bas-fond vésical avec les vésicules séminales.

Young lui-même a pratiqué 4 fois cette opération : un malade est mort assez rapidement ; un autre ne fut pas suivi; deux autres restèrent l'un 4 mois, l'autre 8 mois, sans récidive. Albarran l'a pratiquée aussi ; après 6 mois, son malade était encore sans récidive.

Ces résultats sont encore trop récents pour permettre de juger l'avenir de cette opération, mais dès maintenant elle se présente comme la plus large de celles qu'on peut adresser au cancer de la prostate; et si on l'applique à des cancers limités, alors qu'il n'y a pas encore de propagation ganglionnaire, il y a des raisons d'espérer que les résultats éloignés seront meilleurs ou moins mauvais qu'ils ne le seraient à égalité de lésion avec la voie hypogastrique ou la voie périnéale ancienne manière.

---

(1) YOUNG, The early diagnosis and radical cure of carcinoma of the prostate. (*The John Hopkins Hospital Bull.*, octobre 1905, vol. XXI, n° 175.)

Le *sarcome* de la prostate est rare (¹).

Chez l'enfant, il est le plus souvent inopérable, l'opération exposant, pour être complète, à des désordres extraordinaires.

Chez l'adulte, au contraire, les opérations pour sarcome ont donné des résultats meilleurs que le cancer.

Le malade de Socin-Burchkardt a survécu 5 ¹/₂ ans, dont 4 ¹/₂ ans sans récidive ; celui de Mac-Gowan est mort, 4 ans après, de tumeur du foie ; celui de Füller a survécu 11 mois, celui de Verhoogen 8 mois. Ces quelques faits, les seuls qu'il soit possible de rencontrer, suffisent à montrer que l'intervention peut être efficace. Mais quand elle s'adressera à des tumeurs étendues, l'opération sera toujours grave, difficile.

Des trois voies suivies : suspubienne (Füller), parasacrée (Socin), périnéale (Verhoogen), il semble que la périnéale soit la meilleure, à condition de l'exécuter suivant la technique de Young. Pour les grosses tumeurs, cependant, la voie hypogastrique serait nécessaire.

Cancer de l'urètre.

Chez l'homme, les opérations sont rares. Sur 45 cancers de l'urètre publiés dans la littérature (²), beaucoup n'ont pas été opérés ; d'autres ont subi une opération palliative (curettage, urétrotomie interne).

Sept seulement mentionnent un résultat éloigné après une opération vraiment curative (³).

L'*excision simple* de la néoformation, suivie de cautérisation, a donné à König une survie d'une année. Le malade de Thiaudière resta guéri 3 ¹/₂ ans après une seconde opération pour récidive, mais ceci se passait en 1831.

La *résection de l'urètre* a donné à Rupprecht-Oberländer une survie, sans récidive, pendant 4 ¹/₂ ans. Une première opération partielle, faite par Oberländer, avait été suivie de récidive, et l'année suivante (1894), Rupprecht pratiqua la résection de toute la partie malade de l'urètre : il s'agissait d'un épithéliome pavimenteux.

(¹) PROUST et VIAN, Le sarcome de la prostate. (*Ann. des maladies des organes génito-urinaires,* 1907, t. II, p. 721.)

(²) J. ENGLISCH, Das Epitheliom der männlichen Harnröhre. (*Folia Urologica,* 1907, t. I, fasc. 1, p. 38.)

(³) PREISWERK, Ueber das primäre Karzinom der männlichen Urethra. (*Zeitschr f. Urol.,* t. I, fasc. 4, p. 273.)

L'amputation du pénis a donné à Hutchinson et à Mickulicz une survie de 8 et de 4 mois sans récidive.

L'émasculation totale enfin, pratiquée par Bazy, Albarran, Legueu (je ne parle que de celles qui mentionnent un résultat éloigné), n'a pas empêché la récidive à 10, à 8 et à 4 mois.

Chez la femme, les résultats de l'ablation de l'urètre sont plus rares encore. Sur 47 observations que je trouve, un certain nombre de malades ne furent pas opérées.

Parmi celles qui furent opérées, *sept* fois la mort est survenue hâtivement en moins d'un an, soit par complication, récidive hâtive, cachexie, hecticité ou mauvais état général. Dans les autres cas, les résultats sont déclarés satisfaisants, mais cela quelques semaines à peine après l'opération, au moment où la malade quitte l'hôpital. Les plus beaux résultats nettement mentionnés sont ceux d'Ehrendorfer (1 $^1/_2$) an et de Riedel (obs. III), où, près de cinq ans après l'opération, il n'y avait pas de récidive.

Cancer de la verge.

J'élimine d'abord l'*endothéliome* de la verge qui, en 1903, ne comptait que quatre observations [1]. Un cas ne fut pas opéré ; le malade de Colmers mourut 11 jours après l'opération. Deux malades ont survécu : celui de Hildebrandt était sans récidive 6 mois après l'opération, celui d'Alexander et Durham était bien portant 2 ans après.

Le *sarcome de la verge*, qui, à ma connaissance, ne comporte que 18 observations, a donné, pour les cas opérés, des résultats lamentables. Les récidives sont survenues à 2 mois (Köhler), 6 mois (Payr), 7 mois (Fisher), 9 mois (Fenwick). Deux fois il est parlé de guérison (Goold, Golding-Birg), mais il n'est pas dit combien de temps les malades ont été suivis après l'opération.

Le *cancer épithélial de la verge* est beaucoup plus fréquent et fort heureusement un peu moins grave.

Deux opérations lui sont appliquées : l'une est très large, c'est l'émasculation totale ; l'autre est l'amputation de la verge. L'une et l'autre sont, en général, accompagnées de l'ablation des ganglions inguinaux.

---

[1] COLMERS, Ueber Sarkome und Endotheliome des Penis. (*Beitr. z. path. Anat. und allgem. Path.*, 1903, t. XXXIV, pp. 295-329.)

Je n'ai fait qu'une émasculation totale pour cancer de la verge : il s'agissait d'une tumeur très étendue que j'observai chez un vieillard de 75 ans. Les ganglions étaient un peu augmentés de volume des deux côtés ; en raison de l'âge du patient, je ne crus pas devoir les enlever et l'opération porta seulement sur la verge et le scrotum, la lésion s'étendant jusqu'à ce niveau.

Le malade est resté 4 ans sans récidive et est mort d'une autre affection : une hémorragie cérébrale. Je crois pouvoir compter ce cas comme une *guérison*. Il s'agissait d'un épithéliome pavimenteux. Les ganglions étaient peu à peu diminués et revenus à la normale quelque temps après l'opération.

Cette rétrocession de ganglions, que l'on avait crus atteints parce qu'ils étaient augmentés de volume au moment de l'opération, a été notée, à plusieurs reprises, par Jackson entre autres, dont le malade était encore en bon état après 6 mois.

C'est là, après tout, une exception : en général, les ganglions doivent être supprimés en même temps que la tumeur, et lorsque l'opération est ainsi largement effectuée, elle peut donner de bons résultats.

Ainsi, à la suite de l'émasculation totale, on a observé des survies sans récidive de 1 an (Mercanton, Pantaloni), 15 mois (Albarran), 16 mois (Chalot), 3 ans (Chalot). Et ces résultats sont assez remarquables si l'on songe que cette opération n'est pratiquée que pour les cancers très étendus et qui, par leur extension même, ne sont plus justiciables de l'amputation de la verge.

J'ai pratiqué dix fois l'*amputation* de la verge pour cancer : un de mes malades est mort peu de temps après, trois ont été perdus de vue, six ont été suivis quelque temps.

Deux malades ont récidivé presque de suite dans les ganglions. Trois autres sont en bon état depuis 8, 6 et 5 mois.

Un, enfin, constitue une guérison remarquable datant de 9 ans.

Il s'agit d'un homme de 30 ans qui avait, en 1899, un épithéliome de la verge avec doubles adénopathies. La lésion avait été prise d'abord pour une gomme syphilitique et traitée pendant deux mois par des injections de calomel. Loin de diminuer, elle s'était au contraire beaucoup aggravée. A ce moment, un médecin, jugeant l'opération inutile, avait pratiqué un curettage des fongosités bourgeonnantes de la tumeur.

Je ne vis ce malade que deux mois après, alors que, désespéré, il voulait se suicider. La verge était infiltrée dans toute son étendue, les aines étaient le siège, des deux côtés, de masses volumineuses, arrondies.

L'opération eut lieu le 22 décembre 1899 : je pratiquai d'abord le curage des deux aines, puis amputai la verge. Il s'agissait d'un épithéliome pavimenteux.

Actuellement, en 1908, ce malade est toujours sans récidive.

La survie prolongée n'est pas aussi exceptionnelle après l'ablation du cancer de la verge qu'après les autres cancers.

Steiner [1], récemment, dans une statistique générale sur le cancer, mentionnait quatre cas guéris depuis plus de 3 ans. Yahoub [2] publiait une survie de 12 ans sans récidive, et Küttner [3] rapporte également plusieurs cas de cancer de la verge guéris par l'opération : un malade est depuis 8 ans (épithéliome pavimenteux) sans récidive. Un autre meurt, 9 ans après l'amputation de la verge, d'un cancer gastrique sans récidive locale au moignon de la verge. Enfin, chez un autre malade, la guérison a été constatée pendant 29 ans : l'opération remontait à 1852, et il n'y avait pas d'examen histologique, ce qui est regrettable.

Tous ces faits sont très consolants et montrent que le cancer de la verge est incontestablement moins grave que les autres localisations de l'appareil urinaire.

Ils prouvent, en outre, que l'on peut bien faire en se contentant de l'amputation de la verge et de l'ablation des ganglions.

L'amputation de la verge est suffisante pour tous les cancers qui n'ont pas dépassé les limites du pénis ; et je ne vois pas l'avantage de lui substituer, comme le voulaient Pantaloni et Chalot, l'émasculation totale lorsqu'il n'y a pas de noyau dans l'urètre au-dessous ou au niveau du scrotum ; l'ablation des ganglions est le seul complément nécessaire de l'opération.

Peut-on faire plus ? Mauclaire [4] pratique l'évidement systématique bilatéral et en bloc des aines, enlevant la peau avec les ganglions et procédant de dehors en dedans. Il me semble que cette opération laisse une bien grande perte de substance pour un bénéfice dont jusqu'ici aucun fait ne permet de soupçonner la supériorité sur les autres. Le premier malade de Mauclaire est mort au bout d'un an sans récidive, il est vrai, d'une affection intercurrente, et notre collègue n'a pas d'autre fait pour légitimer sa pratique.

[1] STEINER, *Deutsche Zeitschr. f. Chir.*, 1906, t. LXXXII, pp. 363-415.

[2] YAHOUB, *Gazette médicale de l'Orient*, juin 1907, t. LII, pp. 75-78.

[3] KÜTTNER, Ueber das Peniscarcinom. (*Beitr. zur klin. Chir.*, 1900, t. XXVI.)

[4] MAUCLAIRE, Évidement lymphatique bilatéral et néoplasique en bloc pour les cancers du pénis et du clitoris. (*Tribune médicale*, octobre 1903.)

Cancer du testicule.

J'entends ce terme dans le sens de « tumeur maligne » et, par conséquent, je laisse de côté les *tumeurs des cellules interstitielles* et les *tératomes,* qui sont des tumeurs bénignes.

Je laisse de côté également un cas de sarcome qui récidiva au bout de 6 mois, et cette élimination faite, j'apporte l'histoire suivie de 100 tumeurs malignes du testicule, appartenant à divers opérateurs, mais dont toutes les pièces ont été examinées histologiquement et les observations recueillies par le même auteur, mon distingué élève et ami Chevassu. A l'occasion de ce rapport (1), M. Chevassu a bien voulu revoir pour moi tous les malades dont l'histoire figure dans sa thèse si importante : il y a ajouté quelques observations dont il a pu depuis examiner les tumeurs; je tiens à lui adresser ici, pour cette précieuse collaboration, mes plus vifs remerciements.

A) Séminomes : 49 observations se répartissent de la façon suivante :

1° *Sont récidivés et déjà morts de récidive* : 23 malades.
  a) De 2 à 10 mois après la castration, 9 :

    2 mois (0.31) (2), testicule ou ectopie abdominale.

    3 $^{1}/_{2}$ mois (0.50).

    5 mois (0.24).

    6 mois (0.34).

    7 $^{1}/_{2}$ mois (0.48). Cordon infiltré : deux gros noyaux dans le canal
        inguinal.

    7 mois (0.52). Cordon infiltré jusqu'au canal inguinal.

    9 mois (0.44). Après exploration négative de la fosse iliaque.

    10 mois (0.58). Après ablation d'une récidive locale avec radiothérapie
        1 $^{1}/_{2}$ mois après la castration.

    10 mois (0.18). Exploration prévertébrale négative.

---

(1) Chevassu, Tumeur du testicule. (Thèse de Paris, Steinheil, 1906.)
(2) Les chiffres correspondent aux numéros des observations de la thèse de Chevassu.

b) De 1 à 2 ans après la castration, 7 :

    1 an (0.36).
    1 an (0.57).
    1 an (0.8). Section du cordon infiltré dans le canal inguinal.
    1 an 3 mois (0.43).
    1 an 5 mois (0.35).
    1 an 9 mois (0.47).
    1 an 10 mois (0.28).

c) De 2 ans à 2 ans 10 mois, 5 :

    2 ans (0.19). Ablation d'une récidive dans le cordon au bout de 1 mois.
    2 ans 3 mois (0.53). Tumeur et prolonges dans le canal inguinal.
    2 ans 5 mois (0.51). Ablation d'un ganglion lombaire.
    2 ans 7 mois (0.25).
    2 ans 10 mois (0.9). Section du cordon dans le canal inguinal.

d) Date inconnue :

    2 cas (0.24 et 54).

2° *Ont été vus en récidive, mais vivent encore ou ont été perdus de vue, 6 :*

    1 mois (0.41) après la castration.
    5 mois (0.12)   id.
    1 an 2 mois (0.42)   id.
    1 an 7 mois (0.32)   id.
    1 an 10 mois (0.56)   id.
    2 ans 3 mois (0.4)   id.   Ectopie abdominale : hermaphrodite.

3° *Sont sans récidive au delà de 1 année :* 20).
  a) De 1 à 2 ans après la castration, 4 :

        (0.14; 0.17; 0.146; 0.39).

  b) De 2 à 3 ans, 5 :

    (0.30; 0.10; 0.16; 0.21; 0.46 : Cordon induré jusque dans le canal inguinal; ablation de toute la gaine des vaisseaux spermatiques.

  c) De 3 à 4 ans, 4 :

        (0.37; 0.33; 0.22; 0.59).

d) De 4 à 5 ans, 4 :

$$(0.1;\ 0.6;\ 0.27;\ 0.3).$$

e) Plus de 6 ans après, 3 :

> (0.2; 0.26; 0.49 : Ablation d'une première récidive 1 mois après,
> d'une deuxième 6 mois plus tard; envahissement des bourses
> et du canal inguinal. Sérum antinéoplasique).

De ces chiffres, on peut conclure que la récidive est fréquente; elle apparaît de 15 à 34 mois après l'opération, mais elle évolue avec une assez grande lenteur. Dans l'observation 51 (Grégoire), on avait constaté opératoirement qu'il existait dans la région lombaire des ganglions déjà inextirpables : la mort n'est survenue cependant que 2 ans et 5 mois plus tard.

Dans aucun cas, la récidive n'est survenue au delà de 34 mois après la castration. On peut donc espérer que les 10 opérés, qui sont guéris depuis plus de 3 ans, le sont définitivement et que la castration a été réellement *curative*.

Il est malheureusement difficile de dire quelles sont les conditions de la guérison pour les séminomes. La plupart des tumeurs étaient encore peu volumineuses, avaient respecté la vaginale, l'épididyme, le cordon. Mais il en est aussi de très volumineuses, et l'une même a récidivé plusieurs fois (0.49). Dans ce dernier cas (Nélaton, Doyen), il existait manifestement des ganglions anormaux dans le canal inguinal sur le trajet du cordon ; on peut supposer que ces ganglions ont créé une barrière suffisante à l'envahissement des ganglions lombaires.

B) TUMEURS MIXTES. — Ces tumeurs, au nombre de 51, se divisent en deux catégories, suivant qu'il s'agit de tumeurs mixtes indiscutables ou de tumeurs mixtes apparemment dégénérées :

1° 13 observations de *tumeurs mixtes indiscutables* ont donné :

4 guérisons datant de
- 5 ans (0.74).
- 6 ans 7 mois (0.89) : Traces de dégénérescence maligne.
- 6 ans 8 mois (0.84) : Dégénérescence maligne.
- 7 ans 2 mois (0.76) : Aucun indice de malignité.

1 récidive constatée au bout de 6 mois (0.87) : Traces d'épithéliome infiltré.

<table>
<tr><td rowspan="3">8 morts, dont. . .</td><td>3 de 3 à 11 mois (0.73; 0.85; 0.112). Traces de malignité pour les deux dernières seulement.</td></tr>
<tr><td>4 de 1 à 2 ans (0.144; 0.100; 0.142; 0.122). Dans toutes on constate, histologiquement, la dégénérescence épithéliale maligne.</td></tr>
<tr><td>1 sans autre indication (0.90).</td></tr>
</table>

2° 38 tumeurs apparemment mixtes dégénérées se répartissent en deux catégories, suivant que la dégénérescence s'est faite : *a*, en épithéliome infiltré ou en sarcome, et *b*, en épithéliome papillaire ou en placentome.

a) *16 tumeurs mixtes dégénérées en épithéliome infiltré ou en sarcome* ont donné :

<table>
<tr><td rowspan="2">2 guérisons datant de</td><td>2 ans 1 mois (0.98).</td></tr>
<tr><td>5 ans 7 mois (0.96).</td></tr>
</table>

<table>
<tr><td rowspan="6">14 décès, dont. . .</td><td>2 en moins de 1 mois (0.93; 0.86).</td></tr>
<tr><td>3 de 1 à 3 mois (0.83; 0.108; 0.81).</td></tr>
<tr><td>4 de 6 à 9 mois (0.80; 0.78; 0.82; 0.88).</td></tr>
<tr><td>3 de 1 à 2 ans (0.91; 0.111; 0.110).</td></tr>
<tr><td>1 à 2 ans 10 mois (0.95)</td></tr>
<tr><td>1 à 3 ans 3 mois (0.77).</td></tr>
</table>

b) *22 tumeurs mixtes dégénérées en épithéliome papillaire ou en placentome* ont donné :

<table>
<tr><td rowspan="2">2 guérisons datant de</td><td>1 an 9 mois (0.124).</td></tr>
<tr><td>6 ans 5 mois (0.104).</td></tr>
</table>

<table>
<tr><td>5 récidives datant de</td><td>15 jours à 18 mois (0.116; 0.109; 0.103; 0.102; 0.143).</td></tr>
</table>

<table>
<tr><td rowspan="4">15 décès, dont. . .</td><td>3 en moins de 1 mois (0.99; 0.126; 0.127).</td></tr>
<tr><td>4 de 1 à 2 mois (0.113; 0.101; 0.105; 0.107).</td></tr>
<tr><td>7 de 3 à 11 mois (0.121; 0.119; 0.118; 0.114; 0.117; 0.148; 0.106).</td></tr>
<tr><td>1 de 1 à 2 ans (0.125).</td></tr>
</table>

En somme, pour l'ensemble des tumeurs mixtes :

Guérisons 8
Récidives 6
Morts 37

La récidive est donc plus fréquente et la mort beaucoup plus rapide que pour les séminomes : 26 morts sont survenues dans la première année.

La mort, d'ailleurs, ne survient pas de la même façon pour les deux groupes de tumeurs : les séminomes meurent surtout par tumeur

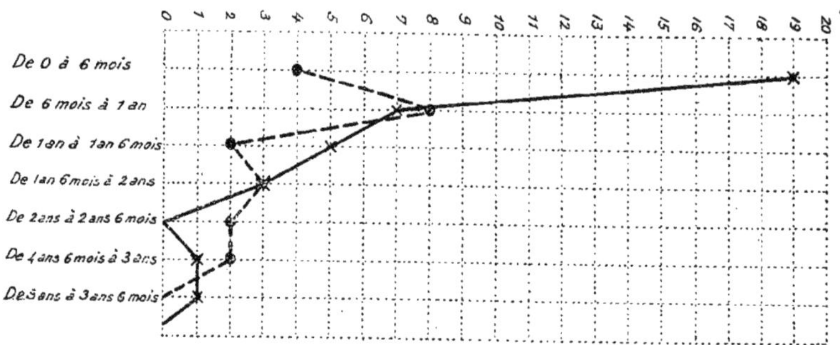

A quelle date on meurt de tumeur du testicule après la castration

——————— Tumeurs mixtes.   ·················· Séminomes.

prévertébrale. Les tumeurs mixtes meurent surtout par généralisation pleuropulmonaire, etc.

Ainsi l'examen histologique peut permettre de porter le pronostic éloigné à la suite de la castration.

Les tumeurs mixtes qui ne présentent pas, microscopiquement, de dégénérescence maligne *doivent* guérir : elles sont encore à leur stade de bénignité.

Celles qui ne présentent que quelques points de dégénérescence au début *peuvent* guérir (0.84).

Celles qui sont franchement dégénérées *récidivent* fatalement ou à peu près : ici la guérison est l'immense exception. Pour les 2 survies de 1 an 9 mois et de 2 ans 1 mois, on n'ose encore parler de guérison ; et il ne reste que 3 guérisons vraies, 2 d'épithéliome infiltré (5 ans 7 mois, 6 ans 7 mois) et 1 d'épithéliome papillaire (6 ans 5 mois). Ce sont des faits « heureux », mais tout à fait exceptionnels.

Au point de vue opératoire, il n'est pas possible de tirer des conclusions précises de ces observations : qu'il s'agisse de séminome ou de tumeur mixte, les cas qui ont guéri n'ont pas été traités d'une façon spéciale : les castrations ont été faites plus ou moins haut, la fosse iliaque a été ouverte un certain nombre de fois, et ces cas-là n'ont pas évolué autrement que les autres.

Une seule fois, on s'est attaqué aux ganglions (Grégoire, 0.54); ils étaient déjà trop atteints pour qu'on pût faire leur ablation complète. Les suites de l'opération ont été des plus simples et la survie est une des plus longues observées (2 ans 5 mois). La recherche des ganglions lombaires, telle que Chevassu l'a préconisée, telle que je l'ai moi-même pratiquée, est à coup sûr innocente. Elle se présente à première vue comme très rationnelle, mais les observations concernant des ablations de ganglions malades ne sont ni assez nombreuses ni assez anciennes pour que la question soit jugée.

Nous sommes donc obligés de réserver notre jugement sur ce point; mais nous pouvons, en attendant, consoler notre patience avec le souvenir des guérisons durables qui furent obtenues sans interventions ganglionnaires.

*
* *

A l'aide de ces chiffres, fort de ces résultats, nous pouvons, en manière de conclusion, établir l'échelle de gravité des cancers de l'appareil urinaire et des organes génitaux de l'homme.

Les plus graves sont ceux de la prostate, de l'urètre, de la vessie. Les cancers du rein viennent après. Puis au delà et assez loin se trouvent ceux du testicule et de la verge. Ces derniers sont certainement moins graves que les autres, et c'est là que la chirurgie est appelée à recueillir les résultats les meilleurs avec de vraies guérisons.

Est-ce là une question de moindre malignité primitive? N'est-ce pas plutôt une question de résistance organique ou de défense locale? Ou, enfin, cela ne tient-il pas tout simplement à ce que la situation extérieure de ces organes permet des diagnostics plus hâtifs et des interventions plus précoces et plus larges? Pour l'instant, nos connaissances sur la nature du cancer sont trop incertaines et trop confuses pour qu'il nous soit permis de répondre à ces questions.